MÉMOIRE

SUR LA

MÉNINGITE CÉRÉBRO-SPINALE-ÉPIDÉMIQUE

QUI A REGNÉ A AVIGNON, *(Vaucluse)*,

DEPUIS LE MOIS DE JANVIER 1810, JUSQU'AU MOIS DE MAI 1811, ET SUR SON TRAITEMENT PAR L'OPIUM A HAUTE DOSE.

Par Henri-Honorine BARNOUIN,

de L'Isle, (VAUCLUSE),

Premier Médecin interne à l'Hôpital civil et militaire d'Avignon, Préparateur et Répétiteur des cours publics d'anatomie et d'accouchement.

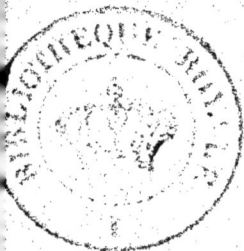

Sacra vitæ anchora, circumspecte agentibus, est Opium : cymba charontis in manu imperiti.

WEDEL.

---

15 JUILLET 1840.

AVIGNON,

CHEZ Vᵉ FISCHER-JOLY, IMPRIMEUR-LIBRAIRE.

1842.

Avant-Propos.

***

HEUREUSEMENT placé depuis long-temps sur un champ fertile en faits cliniques des plus intéressants, j'ai dû l'exploiter au profit de mes convictions médicales. Une maladie épidémique très-grave s'est déclarée dans l'hôpital d'Avignon, avec des caractères insolites. Il a fallu dans un intérêt d'humanité l'étudier avec l'attention la plus scrupuleuse. Je l'ai fait, et c'est en suite de mes recherches et de mes observations, que je me suis décidé à publier un Mémoire qui pourra, dans le cas du retour de l'épidémie, servir aux Praticiens de nos contrées qui n'ont pas eu à soigner des malades de l'espèce, en leur faisant connaître l'insuccès des moyens dirigés d'abord contre elle, et en leur indiquant le mode d'application d'un remède efficace.

MÉMOIRE

sur la

MÉNINGITE CÉRÉBRO-SPINALE-EPIDÉMIQUE

QUI A RÉGNÉ A AVIGNON

Depuis le mois de janvier 1840, jusqu'au mois de mai 1841, et sur son traitement par l'opium a haute dose.

————◦◦◦◦》》❀《《◦◦◦◦————

DÉNOMINATION.

Le nom de Méninges ayant été donné aux trois membranes qui enveloppent tout l'appareil encéphalique, on doit entendre par Méningite, l'inflammation simultanée de *Dure-Mère*, de *l'Arachnoïde* et de la *Pie-Mère*. Néanmoins les symptômes qu'on a considérés comme caractéristiques de la Méningite, ayant été attribués particulièrement à l'inflammation de *l'Arachnoïde*, et n'ayant trouvé moi-même le plus souvent que cette membrane frappée d'inflammation dans les nombreuses autopsies que j'ai faites pendant tout le cours de l'épidémie, je comprendrai sous le nom de Méningite Cérébro-Spinale, l'inflammation de *l'Arachnoïde* seulement.

Je tiens à déclarer que j'accepte cette dénomination, parce qu'elle a été généralement donnée à la maladie dont je m'occupe, quoique je ne prétende me prononcer ni pour, ni contre l'essentialité de cette maladie.

L'Arachnoïde, l'une des trois membranes qui enveloppent tout l'appareil Cérébro-Spinal, est de nature séreuse ; elle est incolore, mince, transparente ; elle ne peut, sans se déchirer, être détachée des parties sur lesquelles elle est appliquée. Placée entre la *Pie-Mère*, avec laquelle on l'a souvent confondue, et la *Dure-Mère*, elle se trouve disposée de telle sorte, qu'après avoir revêtu la convexité des deux hémisphères cérébraux, elle se prolonge en arrière sur les lobes postérieurs, et les faces supérieures et inférieures du cervelet, en avant sur les lobes antérieurs et moyens sans pénétrer dans la scissure de Sylvius ; ensuite sur le prolongement de la protubérance cérébrale et sur le commencement de la moëlle épinière qu'elle accompagne jusqu'à l'extrémité du canal sacré, où elle se replie sur elle-même, pour tapisser toute la face interne de la *Dure-Mère*, et fournir dans son trajet aux nerfs et aux vaisseaux qui sortent ou qui entrent dans le crane et le canal vertébral, une enveloppe qui les accompagne, et se réfléchit ensuite sur eux, elle représente ainsi une sorte de sac sans ouverture, dont la cavité ne contient autre chose qu'une humeur séreuse.

L'immortel Bichat, par ses nombreuses recherches, a prouvé le premier que cette membrane, en se portant du mésolobe sur le cervelet, s'enfonçait dans les ventricules qu'elle tapissait de la même manière que l'appareil nerveux.

Il résulte de cet aperçu que L'ARACHNOÏDE se comporte comme les autres séreuses. D'ailleurs elle est absolument de même nature qu'elles, et se trouve soumise aux mêmes lois : c'est-à-dire, qu'elle peut s'enflammer, former des collections aqueuses, des fausses membranes, des adhérences, et passer à l'état de suppuration.

CAUSES GÉNÉRALES.

IL est inutile de discourir longuement sur l'étiologie de la *Méningite Cérébro-Spinale-Épidémique*; on sait combien sont obscures les causes des grandes épidémies; (1) et comme on va le voir, celle dont il s'agit ici, mérite ce titre.

Quand elle se présenta à mon observation, sévissant d'abord, d'une manière meurtrière, sur les jeunes soldats de notre garnison venus en plus grand nombre des départements du *Lot*, de l'*Aveyron*, d'*Indre-et-Loire*, et de la *Seine-Inférieure*,... les Médecins de l'hôpital d'Avignon prirent en considération les changements subits d'occupation, d'habitudes, de climat,

---

(1) On entend par maladie épidémique celle qui, revêtue d'une forme spéciale et insolite, attaque un grand nombre de personnes en même temps et dans le même lieu, avec une puissance irrésistible, et dépend de causes communes et générales survenues accidentellement, dont la source nous est le plus souvent ignorée, et qui disparaît avec la cause qui lui a donné naissance, comme on a vu, à diverses époques, naître et mourir en France, sans cause appréciable, le *Typhus*, le *Choléra*, la *Grippe*, etc., après avoir toutefois exercé les plus grands ravages. Les épidémies ont été de tous les temps si redoutées, qu'on trouve dans le 17me. liv. du Lévit. et le 14me. du Deut. des lois fort sages pour les prévenir. Mahomet lui-même ne défend-il pas le sang des animaux étouffés, morts d'eux-mêmes ou déchirés par d'autres bêtes, comme pouvant communiquer leur poison et causer des maladies cruelles....

de manière de vivre, la nostalgie enfin ; en effet l'on sait que le mal, vulgairement dit, du pays, gagne facilement les montagnards éloignés de leurs foyers. Mais il fallut croire à des causes inconnues, à une épidémie proprement dite, quand on vit que, comme ceux que nous venons de désigner, des braves vieillis sous les drapeaux, et des personnes de tout âge, de tout sexe et de toutes les professions payaient l'affreux tribut. Il fallut y croire quand on reconnut son identité avec la maladie qui plongeait dans le deuil de nombreuses familles dans plusieurs départements et à l'étranger, notamment dans quelques cantons suisses ; quand on reconnut son identité avec le fléau qui portait la mort dans les rangs de nos braves soldats tant en France que dans nos possessions d'Afrique.

Je pense qu'il n'est pas hors de propos de donner, avant d'entrer en matière, un aperçu de l'état thermométrique, topographique et barométrique d'Avignon.

Avignon dont la température
moyenne est de . . . . . 11° 5'. . . . Réaumur.
l'extrême chaleur de . . 27° 5'. . . . *idem.*
l'extrême froid de . . . 4° 5'. . . . *idem.*
est situé entre le . . . . 43° 56'. de latitude Nord.
et le . . . . 2° 28'. de longitude Est.

Son exposition, en partie dans une plaine que baignent les eaux du Rhône, et en partie sur la pente presque insensible du rocher qui la domine, est des plus heureuses et semble commandée par sa salubrité.

Cependant quoique favorisée de la nature, cette ville ne laisse pas de voir quelquefois sa température, douce et agréable, s'abaisser brusquement et devenir presque insupportable, par la violence du vent

N. N. OUEST , que *Pline*, *Aulu-Gèle*, *Sénèque*, *Diodore de Sicile*, *etc. etc...* ont appelé *Circius*, et que nous nommons *Bise* ou *Mistral*. Ce vent le plus fréquent, et très-sain sous certains rapports, comme tend à le prouver ce vieil adage de nos Pères : *Avenio ventosa, sine vento, venenosa, cum vento fastidiosa*, qui paraît, en quelque sorte, destiné à préserver cette ville des maladies épidémiques, ne nous a point empêché de voir, dans cette Cité, le spectacle déchirant d'une population victime d'une maladie foudroyante à son début, rapide dans sa marche et terrible dans sa terminaison.

SYMPTOMES, DIAGNOSTIC, PRONOSTIC.

LAISSANT à d'autres le soin de retracer les ravages que cette cruelle maladie a faits dans les départements des *Ardennes*, de la *Marne*, de *Loir-et-Cher*, de l'*Ile-et-Vilaine*, de la *Côte-d'Or*, du *Bas-Rhin*, etc... et dans les villes de *Metz*, *Arras*, *Versailles*, *St-Brieux*, *l'Orient*, *La Rochelle*, *Rochefort*, *Perpignan*, etc... et principalement *Strasbourg*, où la mortalité, pendant le premier trimestre de 1841, a dépassé de beaucoup celle de l'année entière 1840, je m'en tiendrai au simple récit des ravages que, pendant environ deux ans, le fléau dont il s'agit a exercé dans Avignon avec une telle violence, qu'il a fait autant de victimes qu'il a frappé de sujets, excepté néanmoins depuis l'emploi d'un agent que je me propose de signaler à l'attention des hommes de l'art dans l'intérêt de la science et de l'humanité.

On doit considérer, dans la MÉNINGITE CÉRÉBRO-SPINALE, trois périodes ; la première de début ; la seconde, dans laquelle la maladie s'offre avec ses caractères pathognomoniques, caractères d'irritation ; la troisième, où l'on remarque les symptômes de compression du cerveau, la résolution des forces.

Cette maladie met toujours beaucoup en danger ceux qui en sont atteints, et d'autant plus, qu'elle est plus avancée ; de telle sorte qu'arrivée à sa troisième période, les ressources de la science sont absolument nulles, et c'est alors le cas d'appliquer la maxime : *Principiis obsta : sero medicina paratur, cum mala per longas invaluere moras.*

On ne doit pas croire que le moyen que ce Mémoire a pour but de faire connaître soit applicable à cette extrémité.

Personne n'ignore que la *Céphalalgie*, qui peut varier d'intensité de nature et de siége, est un symptôme de haute valeur dans cette cruelle affection, surtout quand elle se présente comme nous l'avons vu instantanément, avec une violence extraordinaire et qu'elle s'accompagne des désordres de l'intelligence, des sens et de l'appareil locomoteur.

Le trouble des facultés intellectuelles, quelquefois le délire, les convulsions, les contractions ordinairement partielles, et bornées à cette époque aux extrémités supérieures et à la face ; peut-être même la paralysie, ainsi que le prouverait cette femme dont parle *Morgagni*, (Epist. 5.) chez laquelle cette maladie débuta spontanément par une paralysie, les vomissements qui sont le plus souvent sympatiques, les vertiges, l'assoupissement, les défaillances, les tintements d'oreilles, les erreurs de vision, le changement subit de caractère, la dilatation ou la contraction des pupilles, la coloration ou la pâleur de la face, la plénitude et la dureté du pouls, d'autres fois sa rareté et sa petitesse, sont autant de signes auxquels le médecin doit prêter la plus scrupuleuse attention.

Si à quelques-uns de ces symptômes viennent se joindre une douleur aux régions cervicale, dorsale et lombaire, la contraction des muscles postérieurs du cou, ainsi que ceux du tronc, depuis la simple rigidité jusqu'à la contraction la plus violente qui entraîne fortement ces régions en arrière en forme d'arc, (Opistotonos), comme on l'observe dans le *Tetanos*, on a tous les signes qui caractérisent la MÉNINGITE CÉRÉBRO-SPINALE.

Ce dernier symptôme est d'autant plus nécessaire pour préciser le diagnostic, que le renversement de la tête seule, quand le reste du tronc reste droit, ne caractérise que l'*Arachnitis* de la base du cerveau.

La constitution épidémique qui imprime toujours son cachet à la maladie qu'elle tient sous son empire, m'oblige de retracer ici les signes extraordinaires et particuliers qui ont caractérisé celle qui a fait tant de ravages parmi nous.

Plusieurs fois, pendant mon internat, j'ai eu occasion d'observer des MÉNINGITES, sans cette marche particulière et propre à celles qui ont été soumises à mon observation depuis le mois de janvier 1840, jusqu'au mois de mai 1841 ; et je puis affirmer que chez toutes les personnes qui, à cette époque, ont été frappées de cette cruelle maladie, j'ai remarqué une violente céphalalgie, toujours précédée d'un frisson, le renversement de la tête et du tronc en arrière en forme d'arc, par un effet des contractions tétaniques des muscles de ces régions, avec une vive douleur dans toute l'étendue du rachis, des vomissements de matières verdâtres, diarrhée chez les uns, constipation chez les autres, une anxiété et une agitation des plus grandes accompagnées, le plus souvent, de cris aigus, un pouls toujours très-misérable, une sécheresse extrême de la langue, dont les bords étaient rouges et le milieu quelquefois recouvert d'un enduit blanchâtre.

Quand au facies particulier à cette maladie, au coma, au délire, très-rarement furieux, aux contractions des muscles, au trimus, aux douleurs atroces dans les membres inférieurs que je n'ai observés que chez deux personnes, dont l'une a succombé, je ne puis assurer qu'ils aient été aussi constants ; mais un seul, malheureusement trop vrai, est la paralysie de la vessie, qui a toujours été le signe avant-coureur d'une mort certaine.

Enfin le début de la maladie se présentait avec un appareil de prostration des forces bientôt suivi de réaction ; mais il arrivait souvent que cette réaction était trompeuse, et que la mollesse du pouls contre indiquait les émissions de sang. Ce caractère de débilité a été aussi reconnu pendant l'épidémie dans les affections cérébrales auxquelles le système spinal ne paraissait point prendre part.

TRAITEMENT.

Après avoir observé les symptômes de la Méningite,
et leur marche, il était tout naturel de recourir pour
son traitement aux moyens ordinaires : saignées générales et locales, sinapismes, vésicatoires, moxa,
setons, fer chaud, cautères, applications froides,
bains, révulsifs sur le tube digestif, compression des
carotides, frictions mercurielles, etc. etc. moyens dont
la combinaison est justement recommandée par de
nombreux succès obtenus dans les temps ordinaires,
mais qui ont été constamment impuissants contre le
fléau, employés même dès le début de la maladie, avec
le plus grand discernement par MM. les Docteurs
Roche, Chauffard et Martin fils, également recom-
mandables par leur expérience et leur savoir.

J'offre à l'appui de cette assertion, 1°. le témoignage
d'un Docteur de mes amis, chirurgien militaire distin-
gué, qui a observé plusieurs malades, a fait des autopsies
pendant le règne de l'épidémie à Avignon, et qui m'a
assuré avoir remarqué dans plusieurs hôpitaux mili-
taires de France et d'Algérie, les mêmes symptômes
pendant la vie et les mêmes altérations organiques
après la mort. 2°. Les nombreuses observations que
j'ai prises moi-même chaque jour au lit des malades,
et dont je me contenterai de rapporter les suivantes.

PREMIÈRE OBSERVATION.

MÉNINGITE CÉRÉBRO-SPINALE.

SAIGNÉES, PURGATIF... ETC... MORT.

GUILLAUD (Joseph), âgé de 21 ans, d'un tempérament sanguin, fusilier au 12ᵐᵉ de ligne, entra à l'hôpital d'Avignon le 17 janvier 1810, accusant une vive douleur à la tête et à l'épigastre, toutefois moins violente depuis la saignée qu'on lui avait pratiquée à l'infirmerie de la caserne ; néanmoins il avait le teint pâle et l'humeur inquiète, et se trouvait fatigué par des vomissements de matières verdâtres ; pouls petit, fréquent, langue sèche et rouge ; il était sans chaleur à la peau. Sinapismes aux extrémités inférieures, limonade pour boisson.

Le 18 la douleur de tête avait augmenté. 75 grammes d'huile de ricin, le soir 40 sangsues au mascoles internes.

Le 19 au matin le malade était plus fatigué, son pouls était très-misérable. Sinapismes aux extrémités inférieures. Le soir au contraire, la face était colorée, le pouls dur et plein, la douleur de tête très-vive. Ouverture de la temporale, 480 grammes. Vers les 9 heures du soir, une vive douleur se fait sentir à la nuque, tout mouvement devient impossible par le renversement de la tête en arrière, et les contractions tétaniques des muscles du cou. Ventouses scarifiées sur cette région.

Le 20, les mêmes symptômes subsistaient toujours avec plus d'intensité. La douleur s'était prolongée jusque vers la région sacrée ; le tronc s'était arqué en arrière. Ventouses scarifiées le long du rachis, bains aussitôt après.

Le 21, même état. 60 grammes sel d'epsom, glace sur la tête ; dès ce jour le malade ne pouvant plus uriner, le cathétérisme fut pratiqué plusieurs fois dans les 24 heures.

Le 22, le malade était toujours en proie aux mêmes souffrances : le décubitus qui avait été jusqu'alors latéral, devint dorsal, et le pouls vermiculaire, de larges escharres se formèrent aux fesses et au sacrum. Sparadrap, limonade vineuse et potion suivante :

X. Décoction de quinquina. . . . 8 grammes.
Sirop de limon. . . . . . ⎫
Eau de fleurs d'oranger. ⎬ ãã 30 grammes.

Le 23, comme l'état du malade empirait et que les forces vitales paraissaient l'abandonner, la glace qui avait été constamment gardée sur la tête depuis plusieurs jours fut remplacée par un large visicatoire camphré. Potion avec :

X. Décoction de quinquina. 8 grammes.
Sirop de coings. . . . . 30 grammes.
Suc d'un seul limon. . . » »
Musc. . . . . 4 Décigrammes.

Les 24, 25, 26, 27, 28, 29, 30 et 31 janvier, 1, 2, 3, 4 et 5 février, même état, mêmes prescriptions.

Le 6, aux escharres des fesses et du sacrum qui s'étaient toujours élargies, s'en étaient jointes deux nouvelles, l'une derrière l'oreille gauche, et l'autre sur l'hélix de la droite. Les unes et les autres furent pensées avec des topiques tonifiés au moyen du quinquina.

Les 7, 8, 9, 10, 11, 12, 13, 14, 15 et 16, chacun de ces jours avait vu dépérir le malade, qui n'avait cessé de prendre sa potion une ou deux fois dans les 24 heures. Enfin il n'existait plus le 17 au soir.

NÉCROSCOPIE 24 HEURES APRÈS LE DÉCÈS.

Le tissu cellulaire sous arachnoïdien Cérébro-Spinal, ne présentait dans toute son étendue qu'une large plaque pseudo-membraneuse purulente : du pus existait également vers la partie postérieure des ventricules latéraux distendus par une abondante sérosité. (1) Les corps calleux étaient ramollis et la queue de cheval toute en suppuration. Le reste du cerveau, le cœur, les poumons et le tube digestif n'étaient point altérés. L'estomac seulement, vers la grande courbure, offrait plusieurs points fortement phlogosés. La membrane muqueuse de la vessie était entièrement désorganisée.

_____

(1) Je me suis convaincu par la position que j'ai fait donner à plusieurs sujets immédiatement après la mort, que le pus logé à la partie postérieure des ventricules latéraux du sujet de cette observation et des suivantes ne doit être considéré que comme un effet du décubitus, car lorsqu'il avait été latéral ou abdominal, le pus a été trouvé sur les parties latérales ou antérieures.

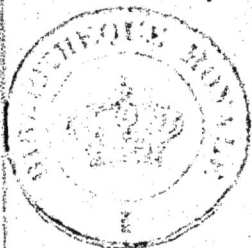

3

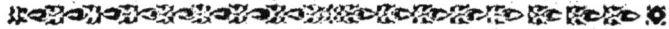

DEUXIÈME OBSERVATION.

MÉNINGITE CÉRÉBRO-SPINALE.

SINAPISMES , GLACE SUR LA TÊTE ,... ETC... MORT.

CASSAN , Jean-Baptiste , âgé de 21 ans , d'une constitution assez forte, fusilier au 61ᵐᵉ de ligne, fut, le 4 février 1810, apporté à l'hôpital sans connaissance , et dans un état d'angoisses et d'agitation extraordinaire. Pouls très-misérable , facies hippocratique , extrémités froides. La langue ne peut être examinée. Sinapismes aux extrémités supérieures et inférieures. Infusion de violettes , 500 grammes avec 8 gouttes anodines. Le soir une légère diaphorèse s'était établie , le malade était moins agité, il avait recouvré la parole, se plaignait d'une violente douleur à la tête, au cou, aux reins, et de la difficulté de pouvoir se coucher sur le dos. La tête et le tronc étaient fortement renversés en arrière par une violente contraction des muscles. A 10 heures du soir la douleur de tête était insupportable. Glace sur cette région et à l'intérieur , eau froide pour boisson , sangsues le long du rachis. Vers les 2 heures du matin les douleurs avaient augmenté , les angoisses, les convulsions, le délire s'étaient de nouveau manifestés avec plus d'intensité.

Le malade fatigué enfin par des vomissements et une
forte diarrhée, qui étaient survenus au milieu des
plus terribles souffrances, avait abandonné la vie, après
une agonie des plus affreuses, le 5 février à 4 heures
du matin.

NÉCROSCOPIE 21 HEURES APRÈS LE DÉCÈS.

Des fausses membranes avec plusieurs points de
suppuration existaient sous l'arachnoïde de la convexité des deux hémisphères cérébraux, de la base
du cerveau et du cervelet, de la protubérance annulaire, du prolongement de la moëlle allongée, et des
portions cervicale, dorsale et lombaire de la moëlle
épinière. Les ventricules latéraux comme ceux du
sujet de l'observation précédente, distendus par une
abondante sérosité, contenaient aussi du pus. La queue
de cheval était dans un état voisin de la désorganisation. Le reste du cerveau, les organes thorachiques
et abdominaux étaient sains. L'estomac, vers sa grande
courbure, et l'iléon offraient quelques traces d'injection.

TROISIÈME OBSERVATION.

MÉNINGITE CÉRÉBRO-SPINALE.

SAIGNÉES, VISICATOIRES, CAUTÈRE ACTUEL, ETC. MORT.

PASTUREL, Jean-Louis-François, âgé de 23 ans, d'une constitution forte et vigoureuse, fusilier au 61ᵐᵉ de ligne, était sans connaissance quand on l'apporta à l'hôpital, le 19 février 1840. Pouls vermiculaire, traits fortement altérés, extrémités froides, vomissements, cris, convulsions. Sinapismes aux extrémités supérieures et inférieures. Le soir, le pouls s'était relevé, chaleur à la peau. Ouverture de la temporale, 750 grammes, limonade pour boisson.

Le 20, il accusait de violentes douleurs aux régions céphalique, cervicale, dorsale et lombaire, qui le forçaient de porter la tête et de renverser le tronc en arrière, et l'empêchaient d'exécuter aucun mouvement. Délire. Saignée de la jugulaire, et de la pédieuse, 800 grammes.

Le 21, le malade n'avait point été soulagé. Deux lavements avec 3 décigrammes de camphre et de musc, vésicatoires camphrés aux parties internes des cuisses, 4 sangsues dans les narrines.

Le 22, douleur de tête et de reins des plus atroces.

Vésicatoire camphré sur la tête, 4 sillons de 125 milli-
mètres chaque, le long du rachis avec le fer rouge,
cathétérisme. Le soir il était extrêmement fatigué,
son pouls était très-faible, et la vie paraissait l'abandonner. Potion tonique. Mort dans la nuit du 23.

NÉCROSCOPIE 24 HEURES APRÈS LE DÉCÈS.

Le tissu cellulaire sous-arachnoïdien offrait, dans
toute son étendue cérébro-vertébrale, de larges plaques pseudo-membraneuses purulentes. Les ventricules latéraux contenaient plus de matières purulentes
que de sérosité. La queue de cheval présentait un
commencement de désorganisation. Le reste du cerveau, les organes thoraciques et abdominaux étaient
dans leur état normal. La membrane muqueuse de la
vessie était entièrement désorganisée.

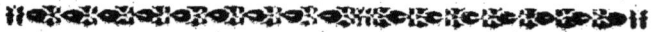

QUATRIÈME OBSERVATION.

MÉNINGITE CÉRÉBRO-SPINALE.

Saignées, ipécacuanha, purgatif, etc. Mort.

HÉRIAU Louis, âgé de 22 ans, d'un tempérament lymphatico-sanguin, fusilier au 61ᵐᵉ de ligne, sans connaissance quand il fut apporté à l'hôpital le 24 février 1840, offrait par les angoisses auxquelles il était en proie, par l'altération des traits du visage, et ses vomissements le tableau le plus affreux. Son pouls était du reste très-misérable, et son corps glacé. Sinapismes aux extrémités supérieures et inférieures, limonade pour boisson.

Le 25, l'état du pouls était plus satisfaisant; le malade avait recouvré la parole, et pouvait exprimer la vive douleur qu'il éprouvait à la tête, au cou et aux reins, et le forçait malgré lui d'arquer le tronc en arrière. Saignée de la saphène de 360 grammes. Bain tiède avec affusion d'eau froide sur la tête, glace à l'intérieur.

Les 26, 27, même état, mêmes prescriptions; de plus, lavements émollients, glace sur la tête.

Les 28, 29, même état, mêmes prescriptions.

Le 1ᵉʳ Mars, même état. Ipécacuanha 20 décigrammes.

Le 2, pas de mieux, tamarin 30 grammes, sel d'epsom 60 grammes.

Le 3, les douleurs avaient acquis plus d'intensité surtout vers les régions cervicale et lombaire. Vésicatoire camphré le long du rachis, cathétérisme, tisane de café.

Le 4, la tête était extrêmement douloureuse, 20 sangsues sur le trajet des jugulaires.

Les 5, 6, 7, même état, mêmes prescriptions. Mort dans la journée du 8.

NÉCROSCOPIE 21 HEURES APRÈS LE DÉCÈS.

Les mêmes lésions organiques qui ont été remarquées, sur le sujet de la troisième observation, se sont retrouvées sur celui-ci, avec la seule différence que le tube digestif offrait plusieurs traces de phlogose.

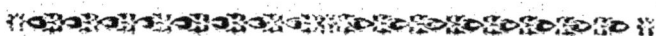

CINQUIÈME OBSERVATION.

MÉNINGITE CÉRÉBRO-SPINALE.

TARTRE STIBIÉ... MORT.

APERT François, âgé de 22 ans, d'une assez forte constitution, fusilier au 61ᵐᵉ de ligne, fut apporté à l'hôpital le 21 mars 1840, sans que son état offrit un caractère grave. Diète absolue, tisane d'orge, pédiluve sinapisé, journée calme; mais dans la nuit il fut spontanément saisi d'une violente douleur à la tête et aux reins, avec renversement de la tête et du tronc en arrière, par une forte contraction des muscles de cette région. Altération des traits du visage, délire, convulsions, vomissements, diarrhée.

Le 22 au matin, paraissant plus calme, tartre stibié, 1 décigramme dans 3 verres d'eau.

Le 23, même état, calomel 10 décigrammes, sucre et magnésie ââ 1 gramme, orangeade pour boisson.

Le 24, calomel 5 décigrammes. Mort le 25.

NÉCROSCOPIE 24 HEURES APRÈS LE DÉCÈS.

Le tissu cellulaire sous arachnoïdien offrait dans toute son étendue, mais principalement vers la protubérance annulaire, le commencement de la moëlle allongée , l'entrecroisement des nerfs optiques , et sur différents points des régions cervicale , dorsale et lombaire , des portions de fausses membranes et des collections de matières purulentes, qu'on rencontrait aussi dans les ventricules latéraux. La substance cérébrospinale était saine , excepté vers la queue de cheval qui commençait à se ramollir. Les organes thorachiques et abdominaux étaient à l'état normal.

————•••✤O✤•••————

SIXIÈME OBSERVATION.

MÉNINGITE CÉRÉBRO-SPINALE.

CALOMEL A HAUTE DOSE. MORT.

Ruve Pierre, âgé de 24 ans, d'un tempérament sanguin, chasseur au 19ᵐᵉ léger, quoique transporté sans connaissance à l'hôpital le 11 janvier 1841, put après quelques instans de repos faire connaître qu'il souffrait violemment de la tête et du cou ; pouls faible, langue sèche et rouge sur ses bords. Tisane d'orge. Sur le soir, la douleur redouble d'intensité, le pouls devient misérable et les extrémités froides, les traits du visage s'altèrent, les vomissemens se manifestent, de violentes contractions tétaniques le forcent de porter la tête et le tronc en arrière. Julep avec 2 décigrammes d'opium, sinapismes aux extrémités inférieures.

Le 12 au matin, même état. Saignée du bras, 500 grammes.

Le 13, toujours même état. Calomel 3 décigrammes en 6 pilules, qui sont réitérés les 14, 15, 16, 17 et 18. Mais le 18 la salivation s'étant manifestée dans la journée, on supprime le calomel à la visite du soir.

Les 19, 20, 21, 22, 23, 24, 25, 26, 27, 28 et 29, pas d'amélioration dans l'état général du malade ; au contraire, la salivation ayant graduellement augmenté chaque jour, est arrivée à un dégré extraordinaire. Profondes ulcérations dans la bouche. Eau vineuse pour boisson, gargarisme chloruré.

Le 30, le malade épuisé, affaibli par les pertes abondantes qu'il a faites et par la douleur, meurt le 31.

Nécroscopie 24 heures après le décès.

Le tissu cellulaire sous-arachnoïdien offrait dans toute son étendue de nombreuses traces d'adhérences et plusieurs points de suppuration, surtout vers la protubérance cérébrale, le commencement de la moëlle allongée, et vers les régions cervicale, dorsale et lombaire. Les ventricules latéraux contenaient du pus et de la sérosité. Tout le reste de la pulpe cérébro-spinale était saine, excepté vers la queue de cheval, qui était presque entièrement désorganisée. La cavité buccale offrait, sur ses parties latérales, de larges plaques ulcérées. Le foie, la rate, les reins étaient à l'état normal, de même que les organes thorachiques et abdominaux; mais le pancréas, les glandes parotides, sous-maxillaires et sous-linguales, avaient acquis un développement très-considérable.

Par l'examen des faits qui précèdent, il devient facile à chacun de se convaincre de l'impuissance de la thérapeutique ordinaire dans le traitement de la *Méningite Cérébro-Spinale-Epidémique*, et de l'obligation imposée aux Médecins, de chercher un agent qui pût l'arrêter dans sa marche.

Plus de deux cents personnes avaient été déjà moissonnées à la fleur de l'âge, quand l'Opium, comme une arme divine entre les mains des praticiens, a suffi seul pour vaincre le fléau. (1).

On pourra aisément se le persuader par la lecture de quelques observations que j'extrais de ma nombreuse collection. (2)

---

(1) Avec plusieurs faits semblables ne serait-il pas permis de révoquer en doute l'action fâcheuse du calomel à haute dose sur le tube digestif ?...

(2) L'opium est cet agent que *Wedel* appelle divin dans les mains du maître, poison dans celles de l'homme sans expérience ; que *Galien*, *Hoffman*, etc. etc.. vénèrent jusqu'à ne pouvoir comprendre qu'on puisse être Médecin sans lui ; que *Sydenham* regarde comme un des plus beaux présens de la Divinité, puisqu'il charme les derniers momens de notre destruction, et que la *Nature* semble placer au premier rang, tant par l'antiquité de son origine, que par la couronne dont elle l'a ornée.

PREMIÈRE OBSERVATION.

MÉNINGITE CÉRÉBRO-SPINALE.

OPIUM A HAUTE DOSE. GUÉRISON.

——➤✖◄——

AMIÉ Victoire-Emilie, âgée de 30 ans, d'une constitution assez délicate, infirmière à l'hôpital, fut subitement saisie, le 15 février 1841, d'une violente céphalalgie avec douleur dans toute l'étendue de la colonne vertébrale. Appelé auprès d'elle vers les 11 heures du matin, je la trouvai dans une anxiété et une agitation extrêmes, sans chaleur à la peau, avec un pouls très-misérable, les traits altérés, une langue sèche et rouge sur ses bords. Elle était fatiguée par des vomissemens continuels. La tête et le tronc étaient fortement renversés en arrière par l'effet de la contraction des muscles de ces régions. Cataplasmes sinapisés aux extrémités inférieures, infusion sudorifique pour boisson, julep avec 30 centigrammes d'extrait gommeux d'opium; à 5 heures du soir, sueur abondante, réaction fébrile légère, amendement général des symptômes. Réitération du même julep, tisane d'orge en abondance; nuit assez bonne.

Le 16, la malade était mieux; le même julep est

réitéré à la même dose, le matin et le soir, lavemens émollients.

Le 17, le mieux se soutenant, un seul julep avec 20 centigrammes. Lavemens émollients, tisane d'orge.

Les 18, 19, 20, 21 et 22, l'état de la malade s'améliorant de jour en jour, son julep lui était continué, mais toujours à dose décroissante. Lavemens émollients, tisane d'orge.

Le 23, elle était en pleine convalescence, et ne comptait plus au nombre des malades quelques jours après.

DEUZIÈME OBSERVATION.

MÉNINGITE CÉRÉBRO-SPINALE.

OPIUM A HAUTE DOSE... GUÉRISON.

———◦◦◦✦▓✦◦◦◦———

GRANGIER Jean-François, âgé de 35 ans, d'une constitution assez forte, chasseur au 19me léger, entra à l'hôpital le 16 février 1841, pour une légère céphalalgie. Pédiluve sinapisé, tisane d'orge.

Le 17 au matin n'étant pas plus fatigué, même prescription. Mais le soir il fut saisi d'un délire tellement furieux, qu'on ne parvint qu'avec beaucoup de peine à lui mettre la camisole de force, et à le transporter dans une salle particulière. L'état convulsif dans lequel il se trouvait, les cris, les hurlemens qu'il poussait, ne lui laissant point la faculté de répondre aux questions que je lui adressai, je fus forcé de faire la médecine des symptômes. Alors aux vomissemens continuels de matières verdâtres, à la céphalalgie dont il s'était d'abord plaint, au froid glacial répandu sur tout son corps, aux contractions tétaniques qui le forçaient à porter en arrière sa tête et son corps en forme d'arc, tous ces symptômes unis à la constitution médicale régnante, me firent diagnostiquer une MÉNINGITE CÉRÉBRO-SPINALE, et je prescrivis aussitôt 30 centigrammes d'Opium dans un julep ordinaire, une tisane sudorifique et des sinapismes promenés aux extrémités inférieures.

Le 18 au matin, chaleur à la peau, pouls assez bon, langue humide; le délire ne consiste plus que dans une loquacité extraordinaire. Réitération du même julep à la même dose pour le matin et autant pour le soir. Tisane d'orge en abondance, lavemens émolliens.

Le 19, l'état du malade était très-satisfaisant. Les jours suivants cette amélioration ne s'étant point démentie, on lui continua encore quelque temps son julep opiacé à des doses toujours décroissantes, ses lavemens émolliens, sa boisson ordinaire, et il sortit enfin de l'hôpital parfaitement guéri.

TROISIÈME OBSERVATION.

MÉNINGITE CÉRÉBRO-SPINALE INTERMITTENTE.

OPIUM A HAUTE DOSE ASSOCIÉ AU SULFATE DE QUININE. GUÉRISON.

BARS François, âgé de 27 ans, d'une constitution détériorée par les fièvres intermittentes et la dissenterie d'Afrique, ex-voltigeur au 17ᵐᵉ léger, retournait dans ses foyers, quand, de passage à Avignon, le 21 février 1841, il fut pris d'un accès de fièvre qui le força de se coucher le long des remparts, où il fut aperçu par des personnes qui le conduisirent immédiatement à l'hôpital. A la visite du soir il était bien. Julep anodin à 12 gouttes, tisane d'orge, soupe claire.

Le 22 au matin, il rendit compte de son état au Médecin en chef, qui, le trouvant bien, lui prescrivit le même julep que la veille, la même tisane, et 1/4 de portion.

Les 23, 24 et 25, pas de fièvre, mêmes prescriptions, 1/2 portion.

Le 26, on nous avertit à la visite du matin, que ce malade s'était plaint d'une violente douleur à la tête, qu'il avait vomi des matières verdâtres, et déliré une partie de la nuit. Il était en effet très-fatigué, son

5

pouls était vermiculaire, ses yeux hagards, son facies très-altéré, sa langue sèche, ses extrémités froides, son anxiété extrême; les douleurs qu'il éprouvait à la tête et aux reins étaient, disait-il, très-violentes et le forçaient de porter la tête et le tronc en arrière. On prescrivit aussitôt une infusion sudorifique, et un julep avec 30 centigrammes d'Opium. Dans la journée, diaphorèse abondante, pouls plus fort.

Le 27, dans la nuit, augmentation considérable de la céphalalgie et du délire, qui ne l'empêchaient néanmoins pas de répondre aux questions qu'on lui adressait, convulsions, chants, cris aigus : pour la tranquillité des autres malades seulement il est transféré dans une salle particulière.

Le 28 au matin, il a été trouvé plus calme; nous rappelant alors l'accès qu'il avait eu le jour de son entrée, nous associâmes à ces 30 centigrammes d'Opium 75 centigrammes de sulfate de quinine. Tisane d'orge en abondance, lavemens émolliens. Journée assez bonne. La nuit sans être calme a été meilleure que la précédente.

Le 29, même état, mêmes prescriptions, de plus vésicatoire au bras, pensé avec du sulfate de quinine.

Le 30, le malade était entré en convalescence; ses remèdes lui furent continués quelques jours encore, à des doses décroissantes; seulement, le sulfate de quinine avait été retranché de son julep. Le 30, le pensement du vésicatoire ordonné le 29, devait en tenir lieu. Il est enfin sorti de l'hôpital parfaitement guéri.

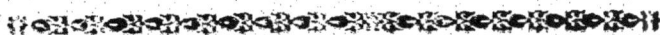

QUATRIÈME OBSERVATION.

MÉNINGITE CÉRÉBRO-SPINALE.

OPIUM A HAUTE DOSE... GUÉRISON.

La Révérande sœur Altéra, âgée de 20 ans, d'un tempérament sanguin, religieuse hospitalière à l'hôpital d'Avignon, fut saisie le   avril 1841, à 11 heures du matin immédiatement après le service des malades, d'une violente céphalalgie, avec douleur vive dans les reins et de vomissemens. Appelé auprès d'elle, je la trouvai dans l'état suivant : angoisse et anxiété extrêmes, cris plaintifs et déchirants, douleur si violente à la tête, au cou et aux reins, qu'elle ne lui permet pas d'exécuter le moindre mouvement. Sans chaleur à la peau, injection des conjonctives, pouls très-concentré. Il fut aussitôt prescrit une infusion sudorifique, un julep avec 30 centigrammes d'opium, et des sinapismes promenés aux extrémités inférieures. Le soir à 6 heures, réitération des mêmes moyens. A 11 heures le pouls était meilleur, une diaphorèse s'était établie, la langue était plus humide, enfin la malade était plus calme.

Le 26, la malade était plus fatiguée ; même julep opiacé, tisane d'orge en abondance, lavemens émolliens.

Le 27, elle accuse une vive douleur à l'épigastre ; ventouses sèches *Loco dolenti*, même prescription qu'hier.

Le 28, la douleur à l'épigastre ayant augmenté, sangsues sur cette région.

Le 29, l'état de la malade s'améliorant, elle continue sa boisson ordinaire, en très-grande quantité, ses lavemens émolliens, et son julep opiacé à dose décroissante. Elle a enfin repris quelque temps après le service des salles.

CINQUIÈME OBSERVATION.

MÉNINGITE CÉRÉBRO-SPINALE.

Opium a haute dose. Guérison.

————♦⊙⟨————

Guigoux Antoinette, âgée de 12 ans, d'un tempérament symphatique, était, quoique malade depuis plusieurs jours, sans connaissance quand on l'apporta à l'hôpital le 23 avril 1841. Elle avait la tête et le tronc fortement arqués en arrière; cris perçants, délire, convulsions, pouls très-misérable, facies altéré, sans chaleur à la peau : les personnes qui l'accompagnaient ont assuré qu'elle avait été subitement saisie d'une violente douleur à la tête et aux reins, de vomissemens de matières verdâtres et de diarrhée; qu'elle n'avait pris jusqu'à ce jour que de la tisane d'orge; qu'on lui avait appliqué un visicatoire à chaque bras, et promené des sinapismes aux extrémités inférieures. On prescrivit aussitôt une infusion sudorifique et un julep avec 2 décigrammes d'Opium.

Le 24, le pouls est meilleur, chaleur à la peau, elle est humide de même que la langue. Julep opiacé à 2 décigrammes, tisane d'orge, lavemens émolliens.

Le 25, même état, mêmes prescriptions.

Le 26 au matin, la jeune malade était très-fatiguée; la douleur de tête et des reins était encore plus violente, le délire, les vomissemens, les cris, les convulsions s'étaient de nouveau manifestés; même dose d'Opium que la veille et réitérée le soir, tisane d'orge en abondance, lavemens émollients, vésicatoire camphré sur toute l'étendue du rachis. (1).

Le 27 elle était mieux; cet état d'amélioration se soutenant de jour en jour, son julep à dose décroissante, une abondante boisson, des lavemens émollients lui sont continués encore quelque temps, enfin elle est sortie de l'hôpital entièrement guérie.

---

(1) Le vésicatoire qui a été appliqué sur toute l'étendue du rachis ne doit point être considéré comme l'agent principal de la guérison du sujet de cette observation, mais seulement comme un auxiliaire, puisqu'il a été employé sans succès sur un grand nombre de sujets avant l'administration de l'Opium.

SIXIÈME OBSERVATION.

MÉNINGITE CÉRÉBRO-SPINALE.

OPIUM A HAUTE DOSE. GUÉRISON.

CÖURAND Louis, âgé de 22 ans, d'un tempérament sanguin et d'une très-forte constitution, fusilier au 61ᵐᵉ de ligne, avait été saisi d'une violente céphalalgie quand il fut apporté à l'hôpital, le 18 mai à 11 heures du matin. Il était sans chaleur à la peau, son pouls était concentré, son facies très-altéré, ses conjonctives injectées, son anxiété extrême, sa langue sèche et rouge sur ses bords. Infusion sudorifique, 20 sangsues aux maléoles internes. A 1 heure après midi, mouvemens convulsifs extraordinaires, contraction tétanique des muscles postérieurs du cou. La tête et le cou du tronc sont fortement portés en arrière. Vomissemens considérables, délire auquel succède immédiatement un coma très-profond. Julep avec 40 centigrammes d'opium, infusion sudorifique, sinapismes promenés aux extrémités inférieures. Dans la nuit une sueur abondante se manifeste, le pouls se relève, la langue devient plus humide : le malade répond aux questions qu'on lui adresse.

Le 19, le malade est mieux. Tisane d'orge en grande quantité, lavemens émolliens, julep avec 30 centigrammes d'opium pour le matin, et réitérés le soir.

Le 20 le malade n'éprouvant plus aucune douleur,

et se sentant, disait-il, très-bien, ses remèdes lui sont suspendus, bouillon.

Le 21, tous les symptômes avaien réparus avec une nouvelle intensité ; impossibilité de porter la tête en avant et de se coucher sur le dos, qui se trouvait fortement arqué en arrière. Son julep est de nouveau prescrit à la dose de 40 centigrammes; de plus, huile de ricin 60 grammes, lavemens émollients, tisane d'orge.

Le 22, le malade était mieux. Julep opiacé à 30 centigrammes, lavemens émollients, tisane d'orge.

Les 23, 24, 25, 26, 27 et 28, le mieux ayant fait de rapides progrès, le malade sort le 19 parfaitement guéri, ayant pris jusqu'alors son julep opiacé à dose décroissante, les lavemens émollients et sa boisson en abondance.

L'action curative de l'*opium* est tellement manifeste dans les dernières observations relatées, qu'elles n'ont pas besoin de commentaires.

Ce remède a été administré de prime abord à la dose de 30 à 60 centigrammes, et plus dans les 24 heures. Les accidents formidables de la maladie n'ont pas tardé à se dissiper, et aucun des effets toxiques du médicament ne s'est développé, mieux encore le coma, ainsi que d'autres symptômes cérébraux se sont évanouis sous son influence.

Nous avons jugé à propos d'accompagner son administration de celle d'une abondante boisson émolliente, nous avons du lutter contre la constipation par de simples lavemens, et quelquefois par des laxatifs administrés par la voie supérieure.

L'expérience en nous faisant connaître les vertus de l'*opium*, ne nous a point encore suffisamment éclairé sur son véritable mode d'action pour le considérer autrement que comme un agent empirique.

L'impossibilité où se trouve la science d'expliquer ses effets physiologiques, me commande une réserve absolue, relativement à son action thérapeutique, contre la maladie dont je m'occupe. Je m'étonnerai donc avec ceux qui y réfléchiront un instant, que cet extrait pharmaceutique auquel, pris à haute dose, les auteurs s'accordent à reconnaître diverses propriétés, telles que l'accélération de la circulation, la congestion des capillaires sanguins, surtout ceux du système cérébral, l'augmentation de la chaleur animale, la provocation de sueurs abondantes, l'action irritante des organes digestifs, etc. etc. . . . : . . . . que cet extrait que tous les praticiens prudents proscrivent d'un commun accord, chez tous les individus atteints de quelque affection cérébrale inflammatoire, soit précisément ce précieux agent par lequel un *Arachnitis Cérébro-Spinal*, quelquefois compliqué de lésion de la pulpe encéphalique a été dompté. C'est bien le cas de dire avec *Fréd. Hoffman. Ars medica tota in observationibus.* (1)

_____

(1) Qui ne resterait pas également surpris, en réfléchissant sur les heureux effets de l'*opium* dans la syphilis, sur les bienfaits qu'il rendit à l'armée prussienne en 1792, en lui servant d'antidote contre l'épidémie qui en décimait alors les rangs? et sur la vie qu'il a rendu à ce jeune dysentérique moribond, qui cherchait à en abréger le cours, en en avalant 90 à 100 centigrammes en une seule dose. (Hop. M^{re} d'Alger,)

Ignore-t-on l'usage journalier qu'en faisaient l'Empereur *Marc-Aurèle* et *Mitridate*, roi du Pont, pour se rendre inaccessibles aux poisons et aux miasmes...

Je n'ignore pas qu'un sujet aussi vaste et aussi épineux, qui, pour être traité avec tout le développement nécessaire, suppose une érudition étendue, une science d'observation profonde, une longue expérience et beaucoup de philosophie, n'est point de ceux dont j'eusse dû me charger dans la position où je me trouve. Cette réflexion m'aurait arrêté, sans doute, si j'avais eu la prétention de faire un traité *Ex-professo*; mais qui pourra me supposer cette prétention lorsque j'aurai dit, que je n'écris simplement que ce que j'ai observé pendant l'épidémie, et seulement dans la vue d'être utile à l'humanité, si jamais le fléau venait à envahir de nouvelles populations. J'aime à me persuader que ceux qui par intérêt ou tout autre motif me liront, n'envisageant en moi que l'amour du bien public, qui seul a pu m'engager à écrire, murmureront involontairement, *si desint vires, tamen est laudauda voluntas*, et m'accorderont, même avant de l'avoir réclamée, l'indulgence que je crois mériter; mais si au contraire un critique trop exigeant, dénaturant les motifs qui m'ont fait écrire, trouvait que j'ai manqué mon but, je lui dirai avec Horace :

Si quid novisti recticis istis.

Candidus imperti : sinonhis utere mecum.

FIN.

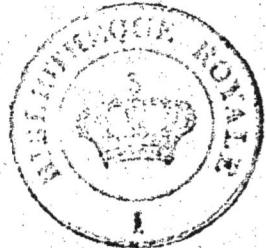

www.ingramcontent.com/pod-product-compliance
Lightning Source LLC
Chambersburg PA
CBHW071333200326
41520CB00013B/2958